DE LA

RÉSECTION DU BORD INFÉRIEUR DU THORAX

POUR ABORDER LA

FACE CONVEXE DU FOIE

PAR

Le Docteur E. CANNIOT

Ancien interne des hôpitaux de Paris

PARIS

G. STEINHEIL, ÉDITEUR

2, RUE CASIMIR-DELAVIGNE, 2

1891

DE LA

RÉSECTION DU BORD INFÉRIEUR DU THORAX

POUR ABORDER LA

FACE CONVEXE DU FOIE

IMPRIMERIE LEMALE ET Cie, HAVRE.

DE LA

RÉSECTION DU BORD INFÉRIEUR DU THORAX

POUR ABORDER LA

FACE CONVEXE DU FOIE

PAR

Le Docteur E. CANNIOT

Ancien interne des hôpitaux de Paris

PARIS

G. STEINHEIL, ÉDITEUR

2, RUE CASIMIR-DELAVIGNE, 2

1891

DE LA

RÉSECTION DU BORD INFÉRIEUR DU THORAX

POUR ABORDER LA

FACE CONVEXE DU FOIE

INTRODUCTION

Pour aborder la face convexe du foie, les chirurgiens ont suivi deux voies différentes : la voie abdominale préconisée par Landau, u la voie pleurale défendue par Israël et Genzmer.

La première découvre insuffisamment le champ opératoire et nécessite des tractions dangereuses pour le péritoine périhépatique ; la seconde exige des résections costales et expose à l'infection pleurale. M. le professeur Lannelongue, appelé à intervenir pour des abcès tuberculeux sous-phréniques et frappé des inconvénients inhérents aux méthodes classiques, a conçu et exécuté le premier l'opération que nous allons décrire : la résection du bord inférieur du thorax.

Cette opération nouvelle, qui consiste à réséquer, sans ouvrir la cavité pleurale, une partie plus ou moins grande des cartilages costaux qui forment en avant le bord inférieur du thorax, rend facile l'abord des collections liquides sus-hépatiques. M. Lannelongue n'a eu l'occasion d'exécuter cette opération que pour des abcès tubercu teux sous-phréniques ; mais comme il l'a très bien indiqué dans ses communications à l'Académie des sciences en mai 1887 et au congrès de chirurgie de 1888, cette résection répond à des indications beaucoup plus nombreuses et constitue une méthode opératoire générale destinée à guérir les collections liquides hépatiques ou périhépatiques quelle que soit leur nature.

Le but de cette thèse, dont l'idée appartient à notre éminent maître, est de montrer quand et comment cette opération doit être pratiquée. Mais avant d'insister sur le manuel opératoire, nous avons cru utile d'exposer quelques considérations anatomiques sur la région qui nous occupe et surtout sur le cul-de-sac inférieur de la plèvre.

Avant d'aborder ce sujet, nous sommes heureux de l'occasion qui nous est offerte pour remercier les maîtres qui nous ont guidé dans le cours de nos études médicales.

Pendant notre internat, M. le professeur Lannelongue, MM. les professeurs agrégés et chirurgiens des hôpitaux Berger, Delens, Monod, Nélaton, Jalaguier, Ricard, G. Marchant et Walther ont été pour nous des maîtres bienveillants auprès de qui nous avons puisé de précieux enseignements. Qu'il nous soit permis de leur exprimer notre profonde gratitude pour les marques de sympathie qu'ils nous ont données et pour l'intérêt qu'ils ont bien voulu nous porter.

Nous ne saurions également trop remercier MM. les professeurs agrégés Legroux et Raymond qui pendant le cours de notre externat nous ont fait bénéficier de leurs leçons et de leurs conseils.

Notre maître M. le professeur Lannelongue, après nous avoir fait l'honneur de nous admettre comme externe et comme interne dans son service, a bien voulu accepter la présidence de cette thèse dont il nous a donné l'idée. Il nous fournit ainsi une nouvelle preuve de l'intérêt qu'il porte à tous ses élèves et nous ne saurions lui exprimer assez vivement toute notre reconnaissance.

ANATOMIE DU BORD INFÉRIEUR DU THORAX

On peut considérer au bord inférieur du thorax deux parties distinctes : l'une postérieure allant de la ligne axillaire à la colonne vertébrale et correspondant aux 11e et 12e côtes flottantes et mobiles ; l'autre antérieure, s'étendant de la ligne axillaire au sternum.

La première appartient chirurgicalement au rein et a été étudiée par M. Ledentu au sujet des opérations qui intéressent cet organe ; la seconde correspond au rebord cartilagineux des fausses côtes et répond au foie ; c'est sur elle que nous allons insister.

Les limites, purement arbitraires, que l'on peut donner à cette région, sont les suivantes : En dedans le bord correspondant du sternum et de l'appendice xiphoïde, en dehors la ligne axillaire, en bas le rebord cartilagineux du thorax, en haut une ligne théorique passant par le bord inférieur de la 6e côte.

Voyons comment est constitué le squelette de cette région. De la base de l'appendice xiphoïde part une bandelette cartilagineuse assez large qui descend obliquement en bas et en dehors. Cette bandelette est constituée par les cartilages des 7e et 8e côtes plus ou moins unis entre eux. Sur sa partie externe viennent se fixer les cartilages effilés des 9e et 10e côtes. Il résulte de cette disposition que tous les cartilages costaux qui constituent le rebord inférieur du thorax se trouvent ainsi prolongés jusqu'au sternum et sont solidaires les uns des autres. Ces cartilages sont souples et élastiques chez l'enfant, mais vers la quarantième année ils s'infiltrent souvent de noyaux osseux et deviennent plus fermes et plus rigides.

La peau ne présente rien de particulier, elle est doublée d'une couche cellulo-adipeuse d'une épaisseur variable dans laquelle cheminent des rameaux nerveux provenant des 7e, 8e, 9e, 10e, nerfs intercostaux.

Au-dessous, on trouve un mince feuillet aponévrotique qui recouvre le grand oblique et la gaine du muscle droit de l'abdomen.

Le premier de ces muscles vient se fixer sur la face externe et le bord inférieur des 5e, 6e, 7e et 8e côtes par des languettes qui s'entre-croisent avec celles du grand denteté.

Le droit de l'abdomen recouvre la partie interne du rebord cartilagineux du thorax. Le premier de ces muscles devra être sectionné au cours de l'opération, le second sera coupé seulement dans sa partie externe. Le plan musculaire sous-jacent est constitué par le petit oblique, fixé supérieurement aux cartilages des 3 dernières côtes.

Le dernier plan musculaire est formé par le transverse qui s'insère parallèlement au rebord inférieur du thorax. Il se fixe à la face interne des cartilages des 7e, 8e, 9e et 10e côtes et au bord inférieur des deux côtes flottantes et de leur cartilage.

Les fibres musculaires du transverse s'entre-croisent avec celles du diaphragme. Ce sont elles que l'on aperçoit, après avoir réséqué le bord inférieur du thorax, recouvrant la face externe du péritoine pariétal.

Le diaphragme se fixe à la fois à l'appendice xiphoïde et au rebord costal. Les insertions, à l'appendice xiphoïde se font à la partie postérieure de celui-ci par un ou deux faisceaux charnus, d'épaisseur et d'importance variables, séparés par un interstice celluleux mince. Quelquefois un de ces faisceaux manque ou n'existe qu'à l'état d'ébauche. Entre les fibres xiphoïdiennes et les fibres costales existe un espace que nous avons trouvé constamment où le péritoine et la plèvre pariétale se trouvent en contact sans interposition aucune.

Sur le rebord costal le diaphragme s'insère à la face postérieure des 6 dernières côtes. Il s'attache sur la partie externe des 7e et 8e cartilages costaux ; en partie sur le cartilage et la portion osseuse de la 7e côte ; très peu sur le 10e cartilage costal. Les insertions sur les 11e et 12e côtes ne nous intéressent pas.

La face inférieure de ce muscle, ainsi que la face profonde du transverse est doublée par le péritoine pariétal qui se réfléchit du diaphragme sur la face convexe du foie.

Le péritoine diaphragmatique est épais, il se laisse facilement décoller. Il est doublé d'une couche fibreuse dont les fibres sont rayonnées comme celles du muscle. Entre celui-ci et le péritoine existe du tissu cellulaire lâche qui contient même parfois des trainées adipeuses.

Le péritoine de la face convexe du foie est divisé en deux parties par le ligament suspenseur. Une partie correspond au lobe droit, l'autre au lobe gauche. De chaque côté existe entre le péritoine pariétal et le péritoine hépatique une cavité virtuelle qui peut, par inflammation, s'isoler de la grande cavité péritonéale. C'est dans cet espace que viennent se collecter les abcès de la péri-hépatite.

Des deux côtés la constitution du rebord thoracique est la même. Seuls les rapports de la face profonde varient. A droite il ne recouvre que le foie. A gauche sa face profonde est encore en rapport avec cet organe dans une étendue variable. Dans le reste de son étendue, il répond à l'estomac et à la rate.

Les rapports du foie avec les deux rebords nous montrent déjà que le bord droit ne sera pas seul réséqué, mais qu'il faudra suivant le lobe hépatique malade diriger son action contre le rebord droit ou contre le gauche.

Il nous reste maintenant à voir comment la plèvre se comporte vis-à-vis du rebord inférieur du thorax. C'est là pour le chirurgien le point le plus important de l'anatomie de la région. La plèvre recouvre la face supérieure du diaphragme à laquelle elle adhère très intimement. Au niveau des attaches de ce muscle sur les côtes, elle se réfléchit sur la paroi costale, formant ainsi le cul-de-sac inférieur ou diaphragmatique de la plèvre. Comme dans l'opération que nous décrivons, il faut s'efforcer de ne point léser cette séreuse, nous avons recherché avec soin le trajet de celle-ci au niveau de son point de réflexion et la distance qui sépare le cul-de-sac du rebord du thorax.

Des deux côtés, le trajet de la plèvre est le même. Arrivée à la partie inférieure et postérieure du sternum, elle descend sur les parties latérales de la base de l'appendice xiphoïde et vient former sur le côté de celui-ci un petit triangle de profondeur variable suivant l'âge et les individus.

Au niveau de ce triangle, la plèvre et le péritoine sont accolés sans interposition aucune. La plèvre remonte ensuite sur la face postérieure du cartilage de la 7e côte, vient se mettre en contact quelquefois avec son bord supérieur, croise la partie interne du

7e espace intercostal, puis elle descend obliquement en bas et en arrière croisant les 8e, 9e, 10e, cartilages costaux.

Plus la côte est inférieure, plus la plèvre est rapprochée de la portion osseuse. Au niveau de la 11e côte, la plèvre vient passer sur la partie osseuse. Il résulte de cette description que l'extrémité antérieure des 8e, 9e, 10e, 11e cartilages costaux n'est pas recouverte par la plèvre et qu'il est possible de réséquer ceux-ci et les parties molles qui les comblent en avant sans ouvrir la cavité thoracique.

Sur les personnes maigres, surtout chez les enfants, on peut voir assez facilement l'union des côtes et des cartilages costaux et par conséquent suivre par la pensée le trajet de la plèvre ; mais comme il n'en est pas toujours ainsi, il nous a paru intéressant de mesurer la distance qui sépare le cul-de-sac pleural du rebord thoracique au niveau de la ligne mamillaire et de la ligne axillaire.

Ces mensurations ont été faites sur des sujets d'âges différents. La ligne mamillaire va du mamelon au bord inférieur du 9e cartilage costal, immédiatement au-devant de l'extrémité antérieure du 10e cartilage costal. La ligne axillaire va de la paroi antérieure de l'aisselle à l'extrémité antérieure du 11e cartilage costal.

Dans le tableau suivant, nous indiquons par âges la distance qui sépare le cul-de-sac pleural du rebord thoracique au niveau des lignes mamillaire et axillaire.

	LIGNE MAMILLAIRE	LIGNE AXILLAIRE
Nouveau-né...............	7 millim.	10 millim.
1 an....................	11 —	20 —
5 ans...................	18 —	24 —
10 ans..................	23 —	27 —
15 ans..................	28 —	33 —
Adulte homme...........	3 centim.	4 centim. 2
Adulte femme..........	28 millim.	3 — 5

Artères et nerfs. — Nous tenons à remercier ici notre ami Rieffel, prosecteur de la Faculté, qui a bien voulu, sur notre demande, disséquer les artères des derniers espaces intercostaux et nous fournir les détails qu'on lira dans ce chapitre.

Les couches musculaires qui recouvrent en avant la face externe du rebord thoracique sont pauvres en vaisseaux artériels.

Du côté de la plèvre, on trouve la mammaire interne qui vient croiser le 7e cartilage costal à la jonction de son 1/3 interne et moyen. Au-dessous de ce cartilage, elle se divise en deux branches, l'épigastrique supérieure et la musculo-phrénique. Celle-ci descend le long des attaches costales du diaphragme, au-dessous du sinus pleural inférieur.

Les artères des derniers espaces intercostaux viennent des intercostales aortiques et de la musculo-phrénique.

L'intercostale aortique aborde généralement l'espace près de son bord inférieur. Dans le trajet qu'elle parcourt entre le muscle sous-costal et l'aponévrose intercostale externe, elle se divise en deux branches qui s'insinuent entre les muscles intercostaux. La branche supérieure monte en compagnie du nerf se cacher dans la gouttière que présente, non le bord inférieur, mais la face interne de la côte qui forme la limite supérieure de l'espace. La branche inférieure, bien plus petite, vient se placer au contact du bord supérieur de la côte sous-jacente. Arrivées à l'union des tiers moyen et interne, les artères de l'espace s'écartent de nouveau des côtes pour s'unir, par un ou plusieurs rameaux, avec les intercostales antérieures. Celles-ci émanent de la musculo-phrénique. Quelquefois elles partent d'un tronc commun pour un ou plusieurs espaces. Parfois elles s'insèrent séparément sur l'artère principale. Très variables dans leur mode d'origine, elles ne le sont pas moins dans leur calibre et leur terminaison. On trouve à peu près constamment, il est vrai, deux petits vaisseaux longeant les bords supérieur et inférieur de l'espace, mais il n'est pas rare de les voir se terminer dans les muscles sans anastomoses visibles à l'œil nu avec les branches intercostales postérieures.

Les nerfs viennent des intercostaux correspondants. Le 7e suit l'espace jusqu'au sternum. Les 8e, 9e, 10e, 11e nerfs intercostaux ne se prolongent pas jusqu'à la partie antérieure de l'espace intercostal ; ils traversent les attaches costales du diaphragme pour aller se distribuer dans les muscles de la paroi abdominale.

INDICATIONS DE LA RÉSECTION DU BORD INFÉRIEUR DU THORAX.

La résection du bord inférieur du thorax est indiquée dans les cas suivants :

I. — Les périhépatites suppurées sous-phréniques.

II. — Les abcès tuberculeux hépatiques ou sus-hépatiques.

III. — Les abcès aigus du foie.

IV. — Les kystes hydatiques de la face convexe du foie.

V. — Les fistules consécutives à ces différentes affections.

Nous allons passer successivement en revue ces différentes indications.

PÉRIHÉPATITES SUPPURÉES

Les abcès chauds sous-phréniques ont été entrevus par le fils du célèbre chirurgien J.-L. Petit, décrits par Larrey, Boyer, Cruveilhier, Andral, en France, par Frerichs, Murchison et Hilton Fagge à l'étranger, bien étudiés par Deschamps (1) dans sa thèse inaugurale. Ces abcès peuvent se développer dans des conditions bien différentes : Traumatisme, lithiase biliaire, abcès et kystes hydatiques du foie, ulcère et cancer de l'estomac, ulcérations intestinales.

L'abcès siège plus souvent à droite qu'à gauche. Dans le premier cas, ses parois sont formées par le diaphragme en haut, la face convexe du foie en bas, le ligament suspenseur à droite et en bas par le grand épiploon, le côlon, le mésentère ou l'intestin grêle adhérents au foie et à la paroi abdominale.

Les abcès du lobe gauche sont limités en haut par le diaphragme, en bas par le foie, en avant par des adhérences établies entre le foie et le diaphragme, soit entre le premier de ces organes et la paroi

(1) Deschamps. *De la péritonite périhépatique enkystée.* Thèse de Paris, 1880.

abdominale. Quelquefois ils se continuent à gauche avec des inflammations péri-spléniques (Foix).

Le ligament suspenseur ne forme pas toujours pour ces abcès une barrière infranchissable. Il est des cas où l'inflammation s'étend à toute la surface convexe du foie ; par contre, il en est d'autres où l'abcès reste très limité.

Le contenu de ces poches est ordinairement du pus, parfois du sang provenant soit d'un traumatisme, soit de la rupture des vaisseaux de la paroi. Quelquefois, au pus, se trouvent mélangés des gaz qui proviennent le plus souvent d'une communication avec l'appareil digestif ou pulmonaire.

Ces abcès peuvent s'ouvrir à l'extérieur, mais souvent s'ils sont abandonnés à eux-mêmes, ils donnent lieu à une vomique et déterminent la mort par complications thoraciques ou péritonéales. Il faudra donc agir hâtivement dans les cas d'abcès sous-phréniques, inciser dès que le pus aura été reconnu et réséquer au besoin le rebord thoracique soit pour atteindre le foyer purulent, soit pour rendre facile sa désinfection.

ABCÈS TUBERCULEUX HÉPATIQUES ET SUS-HÉPATIQUES

La tuberculose hépatique est rarement primitive chez l'adulte, mais elle apparaît souvent à cet âge comme manifestation secondaire dans le cours d'une tuberculose généralisée ou pulmonaire. Elle se présente alors sous forme de granulations tuberculeuses miliaires, associées ou non à la cirrhose ou à la surcharge graisseuse du foie (Brissaud et Toupet (1), Ziegler, Hanot (2), Lauth (3).

Chez l'enfant, la maladie peut se montrer sous le même aspect (Rilliet et Barthez) ; mais parfois elle apparaît sous une autre forme. On trouve alors à l'intérieur du foie, sous la capsule de Glisson des masses caséeuses qui infiltrent la glande, peuvent se ramollir et donner naissance à de véritables abcès (Lannelongue (4). Dans ces

(1) BRISSAUD et TOUPET. *Journal de Verneuil. Etudes sur la tuberculose,* 1ᵉʳ fasc., p. 124, 1887.

(2) HANOT. *Cirrhose tuberculeuse hépatique. Congrès de la tuberculose,* 1888.

(3) LAUTH. *Essai sur la cirrhose tuberculeuse.* Thèse de Paris, 1886.

(4) LANNELONGUE. *Tuberculose hépatique. Congrès de la tuberculose,* 1888.

cas de tuberculose hépatique la veine porte semble être la voie d'entrée des bacilles. Weigert (1) a trouvé deux fois des tubercules dans la veine porte.

L'abcès tuberculeux du foie est rare, nous n'en connaissons aucune observation chez l'adulte. Pendant notre année d'internat à l'hôpital Trousseau, nous avons eu l'occasion d'en observer deux cas chez des enfants de 2 et 4 ans. L'année précédente, notre éminent maître, M. le professeur Lannelongue en avait rencontré un autre cas chez un garçon de 13 ans.

Chez le premier de ces enfants (obs. VI) il s'agissait d'un abcès du lobe gauche du foie du volume d'une petite noix, logé en plein tissu hépatique.

Chez le second (obs. VII), la face supérieure du foie présentait à l'extérieur deux bosselures grisâtres, molles. A l'incision, on trouva trois énormes abcès occupant une grande partie du foie et ne laissant intacte qu'une partie du lobe gauche, ils étaient remplis d'un pus verdâtre en partie caséeux. Les ganglions du hile et les ganglions duodénaux étaient gros, chacun comme une noix; plusieurs étaient suppurés.

Dans le troisième cas (obs. V) le foie présentait en avant, au niveau de son bord antérieur, une cavité de deux centimètres environ remplie de matière caséeuse ramollie, et en plus sur sa face convexe une infiltration caséeuse, jaunâtre, étendue à la plus grande partie du lobe droit.

La nature tuberculeuse de ces abcès est démontrée par leur contenu et les fongosités qui en forment la paroi. Cependant, l'examen bactériologique n'ayant pas été fait, il est possible, comme l'indique M. Lannelongue, que leur pathogénie relève de la présence simultanée du bacille spécifique et d'autres agents microbiens.

Chez ces trois malades, le péritoine péri-hépatique avait été pris secondairement.

C'est en s'appuyant sur ces trois observations provenant de son service de l'hôpital Trousseau, si riche en faits cliniques intéressants, que M. le professeur Lannelongue a tracé la description de cette lésion et montré le rapport qui existe entre la tuberculose hépatique et péri-hépatique.

____

(1) WEIGERT, *Arch. de Virchow*, t. LXXXVIII, p. 807, 1882.

Tant qu'ils sont limités au foie ces abcès tuberculeux restent silencieux, quand le péritoine voisin est envahi, ils peuvent être diagnostiqués et différenciés des kystes hydatiques.

La péri-hépatite tuberculeuse suppurée a été peu étudiée; les thèses si bien faites de Deschamps et de Boulland (1), les cliniques de Jaccoud (2), en renferment un certain nombre de cas reconnus tels à l'autopsie.

En 1886, M. Cadet de Gassicourt en a communiqué une observation intéressante à la Société médicale des hôpitaux. Mais ces faits étaient restés isolés et aucun travail d'ensemble n'avait été fait sur ce sujet avant l'importante communication de M. le professeur Lannelongue à l'Académie des sciences. Il appartenait à notre savant maître, qui poursuit avec tant d'ardeur l'étude des tuberculoses localisées, de décrire cette nouvelle localisation de la maladie, d'en signaler les principaux symptômes et d'indiquer les procédés capables de la guérir, tout au moins passagèrement.

Depuis le travail de M. Lannelongue, notre excellent collègue et ami Caussade a publié une observation de péri-hépatite tuberculeuse que l'on trouvera à la fin de ce travail. Il s'agit dans ce cas d'un jeune garçon, entré dans le service de M. Cadet de Gassicourt pour un abcès tuberculeux sous-phrénique et que M. Lannelongue a guéri par le grattage, après avoir réséqué préalablement le bord inférieur du thorax.

La péri-hépatite tuberculeuse est tantôt la première et unique marque apparente de la tuberculose, mais le plus souvent elle survient chez des sujets en proie à de multiples atteintes tuberculeuses soit dans les viscères, soit dans d'autres sections du corps.

Son point de départ peut être : le foie, le diaphragme, le péritoine, la plèvre, la face profonde des dernières côtes, M. le professeur Lannelongue a eu l'occasion d'observer sept fois cette affection, dans trois cas, elle était consécutive à des abcès tuberculeux intra-hépatiques. Le siège le plus fréquent de la péri-hépatite suppurée est la face convexe du foie. Nous ne nous occuperons ici que de cette forme, renvoyant pour l'étude complète de cette affection à la communication de M. Lannelongue.

(1) BOULLAND. *De la tuberculose du péritoine et des plèvres chez l'adulte au point de vue du pronostic et du traitement.* Thèse de Paris, 1885.

(2) *Cliniques de la Pitié*, 1885, p. 219-287.

L'abcès tuberculeux sous-phrénique donne lieu à des signes variables suivant qu'il siège plus ou moins profondément sous le muscle diaphragme. Parfois il fait saillie sous le rebord costal dans l'hypochondre droit ou la région épigastrique, tantôt il soulève le bord inférieur du thorax.

Dans le premier cas, la collection purulente forme une saillie variable au niveau de la paroi abdominale. C'est une tuméfaction arrondie, régulière, mate à la percussion et sa matité se continue avec celle du foie. La fluctuation existe, mais est quelquefois difficile à apprécier.

Dans le second cas, les signes sont plus obscurs, le foie est abaissé et la partie inférieure du thorax déjetée en dehors. La matité se confond absolument avec celle du foie.

La marche de l'abcès est lente; souvent elle s'accompagne de fièvre et d'une altération marquée de l'organisme.

La terminaison est variable. L'abcès périhépatique, s'il siège bas, vient s'ouvrir à la peau au-dessous du rebord costal. Mais cette ouverture ne peut pas être regardée comme un mode de guérison spontanée, le pus est évacué, mais il persiste la membrane tuberculogène; c'est-à-dire la partie la plus importante du foyer tuberculeux, celle qu'il faut supprimer entièrement si l'on ne veut pas voir apparaître ou une récidive ou une fistule intarissable.

L'abcès péri-hépatique siège-t-il plus haut, il peut comme dans l'une de nos observations perforer le diaphragme et s'ouvrir dans les bronches en donnant lieu à une vomique (obs. IV). Cette vomique produit généralement une amélioration, mais celle-ci n'est jamais que momentanée. Ainsi dans notre observation, on voit aussitôt la fièvre et les douleurs reparaître et l'état général s'aggraver.

Il importe donc d'intervenir activement contre ces abcès. S'ils sont facilement accessibles, l'incision et le grattage peuvent suffire.

S'ils se prolongent sous le rebord costal, il faut supprimer celui-ci afin de pouvoir agir sur toute l'étendue de la lésion. La perforation du diaphragme et la communication avec les bronches ne sont pas une contre-indication à l'opération.

Dans tous les cas où l'on interviendra pour un abcès sous-phrénique il faudra examiner avec le plus grand soin la face convexe du foie, nous avons vu, en effet, à l'étiologie, que sur sept cas de péri-hépatite suppurée, il existait trois fois des abcès du foie. S'il existe une collection purulente dans l'intérieur du parenchyme hépatique, il faudra l'inciser avec le thermocautère comme l'a fait M. Lannelongue (obs. VI).

Les injections d'éther iodoformé seront rarement indiquées dans les cas d'abcès sous-phréniques, car il faut agir vite si l'on ne veut pas voir survenir ou une vomique ou une propagation de l'affection à la plèvre.

ABCÈS DU FOIE

Nous ne nous occuperons ici que des gros abcès du foie, les seuls justiciables d'une intervention chirurgicale.

Ces abcès siègent le plus souvent sur la face convexe du foie, habituellement au-dessus du lobe droit. En se développant, ils viennent faire saillie, soit sous le rebord costal, soit dans les derniers espaces intercostaux. Suivant leur siège, la thérapeutique dirigée contre eux a varié.

I. — Examinons d'abord le premier cas et voyons les procédés recommandés pour aborder un abcès saillant au-dessous du rebord costal.

Il est un point sur lequel tous les auteurs s'accordent aujourd'hui c'est l'insuffisance de la ponction pour guérir les collections purulentes hépatiques. Ici, comme dans toutes les autres régions, les abcès doivent être abordés par une incision large faite avec le bistouri.

La méthode des caustiques, imaginée par Récamier a rendu de grands services avant les découvertes de la chirurgie contemporaine mais elle doit maintenant s'incliner devant les nouvelles méthodes plus rapides et plus sûres.

Graves incisait la paroi jusqu'au péritoine, faisait un pansement et attendait la production des adhérences pour ouvrir l'abcès.

Bégin recherchait également les adhérences, mais dans le premier temps de l'opération, il incisait le péritoine pariétal.

Ces procédés supérieurs aux caustiques, offrent des inconvénients. Ils font perdre un temps précieux et souvent au moment de l'ouver-

ture de l'abcès, les adhérences si péniblement obtenues, sont tiraillées et déchirées.

La méthode de Stromeyer-Little, très recommandée par certains
chirurgiens, offre des dangers plus grands encore que les précé-
dentes. Elle comprend trois temps ;

1° Ponction exploratrice.

2° Incision en un seul temps de toutes les parties molles qui sépa-
rent le pus de l'extérieur.

3° Lavage et drainage de l'abcès. Pansement de Lister.

Cette méthode est défectueuse et doit être abandonnée. Elle rend
l'hémostase difficile, elle expose à léser l'estomac, l'intestin ou la
vésicule biliaire, elle permet la hernie, au milieu du pus, de l'intestin et de l'épiploon (cas de Ramonet (1), de Mabboux (2).

Incision méthodique couche par couche. La plupart des opérateurs
emploient de préférence l'incision couche par couche, faite avec le
bistouri, parallélement au rebord inférieur du thorax. C'est le procédé
qui nous paraît le meilleur. Le chirurgien sectionnera successivement la peau, le tissu cellulaire, l'aponévrose et les couches musculaires, il n'ouvrira le péritoine qu'après avoir fait une hémostase
soignée. L'abcès sera ainsi mis à découvert, ponctionné, suturé à la
paroi abdominale, puis ouvert largement. Cette façon d'agir est tout
à fait rationnelle, elle permet de pincer et de lier facilement les
vaisseaux qui saignent ; elle s'oppose à la sortie de l'intestin et de
l'épiploon. Mais il est un point sur lequel nous voulons insister tout
particulièrement, c'est la nécessité de ponctionner l'abcès avant de
l'inciser. En agissant de cette manière, on est certain que l'incision
hépatique sera parallèle à l'incision pariétale. Qu'arrive-t-il, en effet,
quand on ne prend pas cette précaution ? A mesure que l'abcès incisé se vide, le foie diminue de volume, fuit sous le rebord costal ;
il cesse d'y avoir parallélisme entre les deux incisions, l'abcès se
vide mal, le drainage est difficile et à chaque instant, on peut re-
douter la pénétration du pus dans le péritoine.

En ponctionnant l'abcès avant de l'ouvrir, on n'a rien de semblable à craindre ; si, en effet, le foie va se cacher derrière les fausses
côtes, il sera facile de le découvrir en réséquant le bord inférieur

(1) RAMONET. Traitement des abcès du foie par la méthode de Little. *Arch.
de médecine militaire*, novembre 1887.

(2) MABBOUX, *Revue de Chirurgie*, 1887.

du thorax avant de suturer les parois de l'abcès au péritoine pariétal. Les sutures faites dans ces conditions ne seront pas tiraillées.

L'observation suivante publiée par M. Chauvel (*Arch. de méd.*, 1889)
vient à l'appui de la thèse que nous défendons :

Obs. I. — *Abcès du foie suite de dysenterie. — Ouverture par la
méthode de Little. — Mort par affaiblissement progressif. — A
l'autopsie, collections purulentes multiples du foie, pas de péritonite.*

M. B.... adjoint du génie, 32 ans, atteint de dysenterie au Tonkin, entre au
Val-de-Grâce le 5 avril 1888.

Trouvant chez ce malade tous les signes rationnels d'un abcès hépatique,
notre collègue, M. Laveran, nous appelle près de lui. La glande déborde de
quatre doigts environ le rebord des fausses côtes, elle fait une légère voussure
sensible à la pression surtout près de son bord inférieur ; il n'y a pas d'œdème,
pas d'épanchement ascitique, le ventre est souple.

Le 15 septembre ponction au point le plus douloureux, à deux travers de
doigt au-dessous des côtes un peu en avant de la ligne axillaire. On obtient
quelques gouttes seulement de pus granuleux chocolat.

26 septembre : Ponction avec le trocart n° 1, de Potain. Sortie de 100 gr.
de pus, brun, sanguinolent. Le trocart laissé en place, le malade est endormi.
Incision parallèle au bord inférieur de la neuvième côte gauche, couche par
couche, assurant l'hémostase. Ouverture du péritoine et incision large de l'abcès.
Sortie d'un litre de pus. Le retrait de la glande amène sous la dernière côte,
et fait obliquer en haut, le canal que nous avons fait.

Pansement. Mort le 6 octobre par affaiblissement progressif.

A l'autopsie, on trouve des collections purulentes multiples du foie, mais pas
de péritonite.

M. Chauvel ajoute les réflexions suivantes : A mesure que le pus s'écoulait,
nous voyions le foie et le trocart, notre guide, remonter peu à peu, de telle
sorte que la section des chairs devenait de plus en plus oblique de bas en
haut et d'avant en arrière. L'incision cutanée était au-dessous des côtes, l'incision du foie se trouvait d'un ou deux doigts au-dessus.

Sans doute, si la guérison eût été possible, l'urgence d'agrandir et surtout
de rectifier le trajet fortement oblique, se fût imposée à nous. L'ablation ou la
résection de la 9e côte et de son cartilage eût permis l'issue facile des liquides
et le maintien des drains.

Ces différents accidents signalés par M. Chauvel auraient certainement été évités par la ponction évacuatrice de l'abcès, la résection du bord inférieur du thorax et la fixation du foie à la paroi abdominale.

II. — Lorsque l'abcès n'est pas accessible au-dessous du rebord costal, le chirurgien pour aborder le foie est obligé de traverser les espaces intercostaux, le cul-de-sac pleural, le diaphragme et le péritoine. Cette incision donne peu de jour et expose à l'infection de la plèvre. De plus, comme l'indique M. Chauvel dans les Archives de médecine de 1889, il n'est pas rare de voir les côtes se rapprocher tellement que l'ouverture du foyer purulent devient absolument insuffisante. Les drains sont aplatis, comprimés, les liquides sont retenus dans le foyer, les accidents fébriles reparaissent ainsi que les douleurs.

Dans d'autres cas, ce sont les côtés qui deviendront malades par suite d'un contact prolongé avec le pus.

Pour remédier à ces inconvénients, on a pratiqué soit primitivement, soit secondairement, la résection d'une ou deux côtes dans une étendue de 6 à 8 centimètres.

Pour empêcher l'infection pleurale, Thornto au congrès de Brighton a proposé de suturer ensemble les deux feuillets de la plèvre, d'inciser le diaphragme, de ponctionner l'abcès et de l'ouvrir après avoir suturé ses parois au diaphragme, et au péritoine sous-diaphragmatique. Cette méthode, employée récemment par M. Terrier (1) pour un abcès hépatique, nous paraît difficile à exécuter, nous lui préférerions dans des cas semblables, la résection du bord inférieur du thorax, qui n'expose pas à l'infection de la plèvre et dont le manuel opératoire est beaucoup plus facile.

KYSTES HYDATIQUES

Les kystes hydatiques de la face convexe du foie sont difficilement abordables. On a suivi pour arriver jusqu'à eux deux voies différentes : l'incision transpleurale et la laparotomie.

L'incision transpleurale imaginée par Israël (2) de Berlin, en 1879 a

(1) DAGRON. *Bulletins de la Société anatomique* de Paris 1890.
(2) ISRAEL. VIIe *Congrès des chirurgiens allemands*, 1879, Berlin.

été employée depuis, avec modifications diverses en Allemagne, par Genzmer ; en Angleterre, par Owen ; en France, par Segond (1), Maunoury et par Bœckel (2) de Strasbourg.

Israël agit de la façon suivante : Dans un premier temps il incise la paroi y compris la plèvre pariétale et réséque un fragment costal. La plèvre est ensuite bourrée de gaze phéniquée.

Le deuxième temps comprend l'incision du diaphragme, le troisième celle du kyste. Il laisse un intervalle de 8 jours entre chacune de ces interventions, afin de donner aux adhérences le temps de se produire. Il a opéré un malade par ce procédé, la guérison eut lieu en cinquante-trois jours.

Tous les autres chirurgiens qui ont suivi la voie pleurale, ont fait l'opération en un temps. Le procédé employé est le suivant (3) :

Incision avec résection costale.

Ouverture de la plèvre. Suture de ses deux feuillets.

Incision du diaphragme. Ponction du kyste.

Ouverture du kyste et suture de ses parois aux lèvres de l'incision cutanée.

Résultats : 8 opérations : 7 guérisons, 1 mort par pleurésie septique (Maunoury). Les deux opérés de M. Segond conservaient encore une fistule 5 mois après l'opération.

L'opération de Bulau (4), de Hambourg, rangée par les auteurs, parmi les incisions transpleurales, en diffère, attendu que dans le cas de cet auteur, le kyste était ouvert dans la plèvre et que l'opération s'est trouvée ainsi réduite à une simple pleurotomie. Le malade de Bulau est mort et à l'autopsie, on a trouvé un second kyste hydatique du foie qui avait passé inaperçu pendant la vie.

Malgré les cas heureux, rapportés plus haut, l'observation de Maunoury prouve qu'il n'est pas toujours possible d'éviter l'infection pleurale. De plus, ce procédé opératoire, malgré les résections costales qui l'accompagnent, découvre insuffisamment la face convexe du foie. Il en résulte qu'un second kyste moins saillant que le premier, peut facilement passer inaperçu, c'est ce qui est arrivé dans le cas de Bulau. Aussi croyons-nous qu'il est préférable d'employer la

(1) SEGOND et MAUNOURY, IIIe *Congrès de langue française*, 1888, Paris.
(2) BŒCKEL. *Gazette hebdomadaire*, n° 6, 1880.
(3) POTHERAT. Thèse de Paris, 1889.
(4) BULAU, de HAMBOURG, *Centralblatt. für chirurgie*, 1885.

voie abdominale que l'incision transpleurale. Pour nous, cette dernière voie devrait être réservée seulement aux kystes ouverts dans la plèvre et à ceux de la partie la plus postérieure de la face convexe. La voie abdominale a été préconisée par Volkmann et Landau. Ce dernier auteur incise au-dessous du bord inférieur du thorax, fait basculer le foie qu'il suture à la paroi et ouvre le kyste. Dans quatre cas cette manœuvre lui a réussi. Cette méthode peut devenir dangereuse si on l'emploie dans tous les cas de kyste de la face convexe. Nous avons, en effet, sur le cadavre luxé le foie et observé les désordres produits. Lorsque les tractions dirigées sur la glande sont minimes, les ligaments coronaire et suspenseur sont légèrement tiraillés et il ne doit en résulter aucun fait grave. Mais il n'en est plus de même, si on luxe le foie de façon à pouvoir aborder la partie postérieure de la face convexe. Dans ces cas, le péritoine sous-diaphragmatique se décolle, le foie se déchire au niveau du ligament coronaire et certainement il en résulterait sur le vivant des hémorrhagies graves. Il importe donc de supprimer la possibilité de celles-ci en rendant la luxation du foie inutile. La résection du bord inférieur du thorax nous paraît peut-être le moyen recherché.

FISTULES

Les fistules consécutives à la péri-hépatite siègent habituellement dans les derniers espaces intercostaux (obs. II) ou dans le voisinage de l'ombilic.

Elles succèdent à l'ouverture spontanée ou chirurgicale des différents abcès sous-phréniques.

L'écoulement auquel elles donnent lieu est variable comme abondance et comme nature. La fistule succède-t-elle à un abcès chaud, le pus sera crémeux, jaunâtre, épais ; après une périhépatite tuberculeuse le pus sera au contraire séreux.

Si on explore la fistule avec un stylet, le plus souvent on est conduit dans une cavité anfractueuse, irrégulière, siégeant entre le foie et le diaphragme ; ainsi dans notre observation V, où il s'agit d'une fistule consécutive à une péri-hépatite tuberculeuse, le stylet pénétrait dans un large trajet à une profondeur de plus de 8 cent., en dedans il cheminait jusqu'au sternum, en dehors, on pouvait incliner son extrémité jusqu'à donner à l'instrument une direction horizontale. Lorsque ces fistules sont étendues, elles s'accompagnent généralement d'une température élevée.

Le plus souvent au moment de l'ouverture de l'abcès sous-phrénique, il y a un abaissement de la température qui persiste quelques jours, puis bientôt survient une nouvelle ascension d'une durée variable. A la fin, la courbe thermique varie suivant l'écoulement plus ou moins facile du pus. Ces fistules guérissent difficilement. Elles doivent à des causes multiples ce peu de tendance à la cicatrisation. Parmi celles-ci, les plus importantes tiennent à la disposition même de la région qu'elles occupent. Les oscillations continuelles du foie au moment de chaque inspiration et de chaque contraction des muscles abdominaux, la rigidité et la mobilité de la paroi costale sont autant de causes qui rendent difficile l'accolement des parois de la fistule. Si, en outre, on considère qu'à chaque inspiration, il y a entrée de l'air dans la cavité de l'abcès, on comprend facilement pourquoi les parois d'une collection purulente placée dans ces conditions ont peu de tendance à se réunir. A ces causes viennent parfois s'en ajouter d'autres comme l'ostéite costale parfois consécutive à la péri-hépatite, la présence de fongosités tuberculeuses dans les parois de l'abcès, l'adhérence du rebord costal à la cicatrice. Les observations suivantes viennent à l'appui de ce que nous disons :

OBS. II. — M. J. CHAUVEL. *Archives générales de médecine, 1890. Carie des extrémités antérieures des 7e et 8e côtes droites et de leurs cartilages, consécutivement à l'ouverture d'un abcès du foie. Évidement, curettage de la cavité suppurante. Persistance d'une suppuration légère pendant 4 mois, puis guérison sans intervention nouvelle.*

M. D..., lieutenant de vaisseau, 37 ans, très nerveux, atteint en Cochinchine, en 1888, de dysenterie aiguë avec abcès du lobe gauche du foie ouvert dans l'intestin, est renvoyé en France. En mer, un second abcès se forme, il lui est donné issue par une petite incision de 4 cent. au plus entre la 7e et la 8e côte. Amélioration rapide, un instant la plaie se ferme, mais bientôt elle se rouvre et devient fistuleuse. Fatigué, amaigri, déprimé par cette suppuration persistante et par les douleurs violentes qui l'accompagnent, cet officier entre au Val-de-Grâce, le 5 avril 1889.

Je constate, entre la 7e et la 8e côte droites, très en avant sur la verticale mamillaire, un bourgeon charnu et un orifice fistuleux. Les tissus sont indurés et sensibles dans le voisinage, surtout en avant, les arcs costaux et leurs cartilages sont évidemment atteints, et le foyer s'étend jusqu'aux insertions des muscles abdominaux antérieurs. L'intensité des souffrances, la difficulté des mouvements, l'anorexie, la fièvre fréquente le soir, l'amaigrissement, me font craindre une tuberculose locale. Cependant, l'examen du pus et d'un fragment du trajet fistuleux est négatif et les poumons ne sont pas atteints d'une façon appréciable.

Après avoir tenté sans succès des injections d'iode, de chlorure de zinc, de liqueur de Villate, le stylet m'ayant fait constater la dénudation des extrémités osseuses et l'existence d'un vaste foyer de décollement, j'excisai largement le bourgeon charnu et le trajet fistuleux, et je pénétrai dans la cavité suppurante. L'opération fut pratiquée le 21 juin. Avec la gouge à main, j'enlevai par copeaux les extrémités antérieures des 7e et 8e côtes et leurs cartilages ramollis et cariés ; avec la curette tranchante je ruginai les parois du foyer, détruisant avec soin les fongosités, puis je cautérisai avec une solution de chlorure de zinc à 1/10, suturai, drainai et pansai à l'iodoforme. L'examen microscopique des parties enlevées, des tentatives d'inoculation, ne décelèrent pas de bacilles tuberculeux.

Nous étions donc en droit d'espérer une guérison rapide, il n'en fut rien. Après une réaction très vive avec lymphangite et adénite axillaire, l'ouverture resta fistuleuse et le malade redevint ce qu'il était avant, ayant les mêmes souffrances et la même suppuration. Envoyé à la campagne en août, il eut à traverser quelques accidents inflammatoires dus à l'occlusion temporaire de la fistule, et quand je le revis en novembre, si la santé générale était meilleure, l'état local ne paraissait pas sensiblement modifié.

Une intervention nouvelle paraissait d'autant plus nécessaire que le stylet indiquait nettement une dénudation des cartilages et un décollement étendu en haut et en avant. Cependant, la suppuration était si peu abondante, le gonflement si léger que je crus devoir tenter encore la compression locale avec un pansement au sublimé.

Il devint évident, après quelques jours, que l'amélioration ne pouvait faire doute, et à la fin de novembre, cinq mois après l'opération, la fistule était définitivement fermée. En même temps, le gonflement et les douleurs diminuaient rapidement, et jusqu'ici la guérison ne s'est pas démentie.

Obs. III (RÉSUMÉE). Dr BRAINE. Thèse de Paris, 1888. — *Kyste hydatique de la face convexe du foie traité et guéri par l'ouverture large avec excision partielle de ses parois.*

Le 28 juillet 1885 entre à la clinique chirurgicale de la Charité un jeune pâtissier de 15 ans, pour se faire traiter d'un kyste hydatique de la face convexe du foie.

Laparotomie le 28 août. — Chloroformisation. Précautions antiseptiques d'usage. Incision de 15 à 20 cent. parallèle au rebord des fausses côtes droites et à deux travers de doigt au-dessous. Découverte du kyste et ponction aspiratrice. Ouverture large du kyste et suture de l'incision hépatique à la plaie abdominale. Pansement iodoformé.

Les suites de l'opération furent fort simples jusqu'au 27 septembre. Il n'y eut qu'une chose à signaler, c'est l'écoulement abondant de bile qui imprégnait tous les jours le pansement.

A cette époque (27 septembre) le malade contracte un érysipèle. En même temps apparaissaient des symptômes pulmonaires graves. Ces complications cessèrent le 18 octobre.

A partir de ce moment, tout alla bien et le jeune malade put être considéré comme guéri, malgré un trajet fistuleux mesurant trois centimètres de profondeur. Il quitta l'hôpital.

La fistule mal pansée n'était pas cicatrisée le 20 février 1886.

Mais il y avait un facteur important de cette difficulté de cicatrisation.

A la suite de l'érysipèle, s'était formé un petit abcès au-dessus de la plaie abdominale, le cartilage sous-jacent avait été mis à nu et il s'était fait une adhérence entre le rebord costal et les téguments. Les tiraillements qui en résultaient, étaient cause de la non fermeture de la plaie. Actuellement on peut en effet sentir chez le malade, un cordon dur allant du cartilage costal au fond de la cicatrice froncée de la fistule.

Tout se guérit par la résection du cartilage costal.

Ces fistules ont une marche irrégulière, de temps en temps elles s'oblitèrent. l'écoulement purulent cesse, le pus est emprisonné. C'est dans ces cas que l'on peut voir survenir les complications habituelles de la péri-hépatite : pleurésie. congestion pulmonaire, ouverture du foyer dans les bronches. Il n'est du reste pas nécessaire que la fistule soit oblitérée pour que ces complications redoutables apparaissent. Je n'en veux pour preuve que le fait de Stokes qui, en pansant une fistule de l'hypochondre, consécutive à une péri-hépatite, vit l'air sortir de la plaie. Il s'était établi une fistule péritonéo-bronchique, comme l'autopsie l'a prouvé. Plus récemment, M. Rendu (1) vit survenir une vomique, dans le cours d'une péri-hépatite ouverte dans l'hypochondre.

D'autres complications locales telles que la gangrène de la peau et l'érysipèle peuvent apparaître au pourtour de l'orifice. Deschamps en rapporte plusieurs cas, notre observation III en est un autre exemple ; ce sont là certainement des complications faciles à éviter avec les pansements actuels. Mais habituellement, comme l'affection est longue, le malade finit par se panser lui-même, l'antisepsie est négligée et l'érysipèle apparaît.

C'est pour éviter ces différents accidents qu'il faut agir contre les fistules et ne pas les abandonner à elles-mêmes. Voyons quels sont les moyens dont dispose le chirurgien. On a employé pour les combattre : les injections modificatrices, le grattage avec la curette, la résection du bord inférieur du thorax (cas de M. le professeur Lannelongue).

Les injections modificatrices ont été faites, après dilatation préalable du trajet avec de la laminaire ; le liquide injecté a été de la teinture d'iode, de la liqueur de Villate, du chlorure de zinc au 1/10. Ce sont là des moyens que l'on doit toujours employer au début de l'affection, quand l'état général ne réclame pas une intervention rapide ; mais il faut peu espérer de ces injections incapables d'agir sur toute l'étendue de ces trajets irréguliers, anfractueux et coudés.

Le grattage de la cavité, sans résection préalable ne peut convenir qu'aux fistules petites à trajet unique qui ne présentent pas de diverticules se prolongeant sous le diaphragme. Aussi faut-il le plus souvent, lorsque les injections modificatrices auront échoué et que l'état général réclamera une intervention, découvrir la région, c'est-à-dire pratiquer la résection du bord inférieur du thorax. Ce temps préliminaire exécuté, on détruit les parois de la fistule en la grattant et en la désinfectant.

(1) DESCHAMPS. Thèse de Paris, 1886.

MANUEL OPÉRATOIRE DE LA RÉSECTION DU BORD INFÉRIEUR DU THORAX

Le but et la gravité de l'opération varient suivant que le chirurgien intervient pour une péri-hépatite ou pour une collection liquide du foie qui n'a pas encore retenti sur le péritoine voisin. Dans le premier cas, le but de l'opérateur est de transformer une plaie anfractueuse, irrégulière en une plaie superficielle, facile à désinfecter. Son intervention se réduit à une ouverture d'abcès avec résection costale. Le pronostic opératoire est bénin à cause des adhérences qui unissent le foie à la paroi abdominale et empêchent le pus de tomber dans la grande cavité péritonéale. La guérison définitive dépend non de l'opération, mais des lésions plus ou moins étendues qui existent dans d'autres points de l'organisme.

Dans le 2ᵉ cas, l'opération à exécuter est une véritable laparotomie. Le rebord costal réséqué, il faut faire la ponction du kyste ou de l'abcès, le suturer à la paroi, puis l'ouvrir. Ici l'opération est grave et il est nécessaire de prendre toutes les précautions antiseptiques d'usage pour ne pas infecter la séreuse péritonéale.

Le manuel opératoire ne varie pas, que la résection porte sur le rebord costal droit ou sur le gauche. L'incision, les couches à traverser, les vaisseaux à lier et la quantité réséquable sont les mêmes des deux côtés.

Incision. — L'incision cutanée a une grande importance. Dans nos premières recherches sur le cadavre, nous la faisions parallèle au rebord costal, c'est-à-dire à concavité dirigée en haut et en arrière et nous incisions couche par couche jusqu'au rebord cartilagineux. Nous disséquions ensuite le lambeau supérieur afin de découvrir la portion à réséquer. Cette manière de procéder a des inconvénients. En haut le lambeau ne se rétracte pas; en bas, au contraire la peau se trouve fortement attirée, par les muscles droit et obliques de l'abdomen dont les insertions supérieures ont été en partie sectionnées. Il en résulte une large plaie béante, laissant à découvert la vésicule biliaire, quelquefois l'intestin et une partie de l'estomac. A la partie supérieure, au contraire, existe un large lambeau flottant qui a de la tendance à se recroqueviller en dedans. Malgré ses imperfections, cette incision devra-être conservée dans les cas où l'on n'est pas fixé sur l'étendue des lésions et où il peut rester des doutes dans l'esprit du chirurgien sur la nécessité, de réséquer le bord inférieur du thorax. Dans les autres cas, l'incision qui nous paraît la meilleure est la suivante :

Incision droite à deux centimètres au-dessus du bord inférieur du thorax, légèrement oblique de haut en bas et de dedans en dehors, commençant à trois centimètres du bord externe du sternum et finissant à l'union de la 10e côte et de son cartilage. Les muscles sectionnés, la lèvre inférieure de l'incision se rétracte et vient se placer immédiatement sous le rebord costal qui de lui-même tend à sortir de la plaie. L'estomac et l'intestin ne sont pas découverts, supérieurement on n'a pas de large lambeau flottant comme dans le cas précédent.

On sectionne successivement la peau, le tissu cellulaire sous-cutané, le grand oblique et le droit de l'abdomen ; le dernier muscle sera sectionné seulement dans sa partie externe et refoulé vers le sternum. On disséquera ensuite la lèvre supérieure de la plaie de façon à bien découvrir la partie à réséquer. Si l'on intervient pour un abcès ou un kyste hydatique du foie, l'instrument employé sera toujours le bistouri, qui seul permet d'avoir une plaie nette, capable d'être réunie partiellement au moins, par première intention. Le thermocautère ne pourra être employé que pour les péri-hépatites.

Chez le malade, dont il est question dans notre observation IV M. Lannelongue s'est servi du thermocautère et l'incision des téguments a été différente. L'altération de la peau et la présence d'un abcès tuberculeux sous-cutané, saillant au niveau du 7e espace intercostal, ont été la cause de cette modification dans le manuel opératoire.

Dans ce cas-là, M. Lannelongue a fait une incision horizontale dans le 7e espace intercostal et une autre parallèlement au bord inférieur du thorax. Le milieu de ces deux incisions fut réuni par une troisième qui leur était perpendiculaire. M. Lannelongue créa ainsi deux lambeaux qu'il disséqua et releva en dehors et en dedans.

Isolement du rebord costal. — Le lambeau disséqué, la face externe du rebord cartilagineux apparaît; il reste à isoler ce même rebord en bas et en arrière. Inférieurement on désinsère le petit oblique, en arrière, il faut soit avec la rugine, soit avec le bistouri manié prudemment, séparer les cartilages costaux des attaches du transverse et des fibres les plus inférieures du diaphragme. Ce temps de l'opération est facile à exécuter si l'on a soin de ne pas s'écarter du squelette et de se rappeler le trajet du cul-de-sac pleural. Celui-ci nous a paru invariable; les fibres du diaphragme descendent plus ou moins bas sur la face interne des cartilages costaux suivant les individus; mais la distance qui sépare la plèvre du rebord cartilagineux n'est pas soumise aux mêmes variations individuelles.

Il faut, quand on détache les fibres musculaires, qui se fixent en arrière sur le rebord costal, agir lentement, prudemment, songer à l'anatomie de la région ; l'écueil à éviter est l'ouverture du cul-de-sac pleural. Ces précautions sont surtout nécessaires, si l'on va à la recherche d'un abcès ou d'un kyste hydatique de la face convexe du foie ; car ces affections, au début du moins, laissent la plèvre le plus souvent intacte. Il n'en est pas de même de la péri-hépatite qui retentit presque toujours sur la séreuse pleurale et y détermine la fusion des deux feuillets au niveau du cul-de-sac diaphragmatique.

Résection du rebord costal. — La partie enlevée étant cartilagineuse on pourra pour la sectionner se servir de ciseaux ordinaires ; chez l'adulte ou le vieillard, les cartilages costaux peuvent avoir subi un commencement d'ossification et il peut devenir nécessaire de recourir à la cisaille de Collin.

La partie enlevée a une forme triangulaire ou trapézoïde dont le grand côté est représenté par le rebord costal. Elle comprend une assez grande partie des 10e, 9e, 8e cartilages costaux et la partie correspondante des espaces intercostaux. Le 8e cartilage sera coupé en deux points près de son origine et à son point de réunion avec le cartilage de la 7e côte. On pourrait avec beaucoup de précautions relever la plèvre au-dessus du 7e cartilage et sectionner celui-ci. C'est ce qu'a fait M. Lannelongue dans un cas. Si on agit de la sorte, il faut être prêt à faire la suture de la plèvre, car celle-ci est plus ou moins adhérente, suivant les individus, à la face postérieure des côtes, et il pourrait se faire que le cul-de-sac pleural soit déchiré dans les manœuvres nécessitées pour le relever.

S'il était nécessaire de remonter plus haut, il faudrait réséquer les autres côtes par la méthode sous-périostée sans toucher aux espaces intercostaux intermédiaires ni à la plèvre.

Des résections plus étendues que celles indiquées plus haut, sont rarement nécessaires. Le rebord cartilagineux enlevé, le foie est facilement accessible; la suppression de la bandelette cartilagineuse qui réunit les fausses côtes, cesse de rendre celles-ci solidaires les unes des autres et de les réunir au sternum. On peut alors les écarter en dehors et explorer du regard et de la main toute la face convexe du lobe hépatique correspondant au bord réséqué. Celle-ci apparaît alors recouverte par le péritoine pariétal dont la face externe est doublée par le muscle transverse qui a été détaché de la face interne des côtes.

Avant d'ouvrir le péritoine, le chirurgien assurera l'hémostase ; tous les vaisseaux qui donnent du sang seront pincés et liés.

Arrivé à ce temps de l'opération, le chirurgien se conduira d'une façon différente selon qu'il s'agira d'un abcès sous-phrénique ou d'une collection liquide dépendant du foie.

S'il s'agit d'un abcès péri-hépatique, le chirurgien n'aura qu'à inciser le péritoine pariétal pour permettre au pus de s'écouler facilement au dehors. La cavité de l'abcès sera ensuite nettoyée, désinfectée et drainée. Si l'abcès est tuberculeux, il faudra en gratter les parois avec une curette de façon à enlever la membrane tuberculogène.

Dans les cas de péri-hépatite, la surface du foie devra toujours être explorée avec soin, si elle est reconnue malade, le chirurgien devra dans la nature du possible, intervenir contre cette lésion.

Lorsque l'opérateur va à la rencontre d'un kyste hydatique intrahépatique ou d'un abcès du foie n'ayant pas encore déterminé d'adhérences entre les deux feuillets péritonéaux, il devra inciser le péritoine pariétal, examiner la face convexe du foie, ponctionner la collection liquide et avant de l'ouvrir largement, en fixer les parois au péritoine pariétal.

Suture du foie. — La fixation du foie à la paroi abdominale a été faite pour des kystes hydatiques et pour des abcès. Pour les kystes hydatiques, la façon de faire la suture varie selon que la poche fait ou

non saillie à la surface du parenchyme hépatique. Dans le premier
cas, la poche sera ponctionnée, incisée, lavée, puis suturée à la paroi.
La résection partielle de la poche ne hâte pas la guérison (Reclus,
Poulet) (1).

Dans le cas de kyste inclus dans l'intérieur du foie, on se conduira
comme s'il s'agissait d'un véritable abcès hépatique (Terrier, Segond,
Richelot, Kirmisson, Defontaine). On fera la ponction et la suture
à la paroi avant l'ouverture large. Le but de cette suture est d'empêcher, au moment de l'opération, le contenu du kyste ou de l'abcès
de tomber dans la cavité péritonéale et de s'opposer au moment des
efforts à la sortie hors de l'abdomen de l'intestin ou de l'épiploon.
Les règles à suivre pour faire cette suture ont été bien indiquées par
Defontaine (2). On se servira de la petite aiguille courbe de Reverdin
et de soie parfaitement aseptique.

On pénétrera peu profondément dans le parenchyme hépatique
friable afin de ne pas déterminer de déchirures ni d'hémorrhagies.

La suture du foie a été combattue récemment à la Société de chirurgie (7 janvier 1891) par M. Chauvel, défendue par MM. Périer et
Peyrot. M. Chauvel reproche à la suture de déchirer le foie au moment de la montée qui suit l'évacuation de l'abcès.

Si la suture est faite, comme nous l'avons indiqué plus haut, après
la ponction et la résection du bord inférieur du thorax, si celle-ci est
nécessaire, elle fixera solidement le foie et ne méritera pas ce reproche.

Kartulis, Netter, Laveran affirment que souvent le pus des abcès
du foie ne contient pas de micro-organismes, qu'il peut cependant
s'infecter secondairement et renfermer des staphylocoques. C'est là
un fait intéressant au point de vue bactériologique, mais dont on ne
peut tenir grand compte au point de vue pratique. Il sera toujours
prudent, croyons-nous, de se conduire comme si le pus des abcès
hépatiques était septique. Le cas de mort observé par Ramonet (3), à
la suite d'une hernie de l'intestin au milieu du pus provenant d'un
abcès du foie incisé, vient justifier nos réflexions. Si, souvent, après
l'incision d'un abcès hépatique faite sans suture, alors qu'il n'y a pas

(1) POTHERAT. *Traitement chirurgical des kystes hydatiques du foie.* Thèse
de Doct., 1889.

(2) DEFONTAINE. Traitement des abcès du foie, *Gazette des hôpitaux*, 1888.

(3) RAMONET. *Arch. de médecine militaire*, 1887.

encore d'adhérences péritonéales, il ne se produit pas d'infection de la grande séreuse abdominale, le fait tient autant, croyons-nous, à l'accolement des feuillets péritonéaux, encore exagéré par la saillie du foie qu'à l'asepsie du pus.

Les kystes de la face convexe n'étant pas pédiculés, on sera le plus souvent réduit à suturer la poche à la paroi. M. Pozzi (1) a pu faire avec succès, l'énucléation d'un kyste intra-hépatique. Mais ce procédé peut être dangereux à cause des vaisseaux volumineux qui rampent parfois à la surface du kyste.

Ouverture de la cavité. — Le foie fixé, on incisera l'abcès avec le bistouri ou le thermocautère. M. Lannelongue a employé cet instrument dans le cas d'abcès tuberculeux hépatique, qu'il a eu à traiter. Zancarol, d'Alexandrie, emploie toujours ce moyen. Il nous paraît préférable au bistouri, parce qu'il supprime toute hémorrhagie.

Lorsque l'abcès ou le kyste sera profondément situé au milieu du parenchyme hépatique, le chirugien n'hésitera pas à sectionner le foie pour l'atteindre. Les expériences de Tillmann, en Allemagne, de Klob, en Autriche, les opérations de Lawson Tait et de Segond, prouvent que les incisions du foie ne sont pas dangereuses.

Désinfection de la cavité. — Après l'ouverture de l'abcès ou du kyste hydatique, on fera dans la poche, devenue absolument superficielle par la résection du thorax, des injections avec un liquide antiseptique (bichlorure de mercure au 1,2000, acide phénique au 1/40), les injections seront faites lentement, de façon à ne pas trop distendre la cavité; celle-ci sera ensuite bourrée de gaze iodoformée. S'il s'agit de péri-hépatite, la plaie sera pansée à plat, dans les autres cas, elle pourra être réunie partiellement.

On fera ensuite un pansement antiseptique compressif qui sera renouvelé chaque jour, dans les premiers temps. Si au moment de l'opération, l'abcès a été soigneusement désinfecté, la suppuration sera nulle ou insignifiante pendant les jours qui suivront l'opération. S'il n'y a pas de pus, il faudra simplement au moment des pansements, changer la gaze iodoformée sans faire de lavages; ceux-ci distendent la cavité et nous paraissent inutiles; même dans les cas où il persistera un peu de suppuration, il sera préférable de toucher simplement les parois de l'abcès avec un peu de coton asep-

(1) *Congrès de chirurgie*, 1888.

tique trempé dans une solution antiseptique, que de faire de grands lavages.

La durée de la cicatrisation de la plaie est variable. Dans notre observation IV, la guérison est survenue en deux mois par bourgeonnement de la profondeur vers la superficie.

La cicatrice était adhérente au foie, non douloureuse, la respiration s'effectuait normalement. La résection du bord inférieur du thorax n'avait eu aucune action sur elle.

Dans les jours qui suivront l'opération, le malade sera mis à la diète. S'il existe des douleurs, on les calmera par la morphine chez l'adulte, par le chloral chez l'enfant. Après les cinq premiers jours, l'opéré sera alimenté normalement et soumis à un traitement reconstituant.

Complications : Pendant le cours de l'opération, l'hémorrhagie ne sera jamais assez abondante pour constituer une véritable complication. Il sera toujours facile de pincer et de lier les vaisseaux qui saignent.

L'ouverture de la plèvre peut être faite, si on enfreint les règles que nous avons exposées en parlant du manuel opératoire. C'est au moment où l'on isole en arrière le rebord costal et qu'on désinsère le transverse que cette ouverture peut être faite. Si pareil accident arrivait, l'opérateur s'opposerait à l'entrée de l'air dans la plèvre en maintenant ses deux feuillets accolés et suturerait les lèvres de l'ouverture en surjet avec du catgut fin.

L'air a du reste peu de tendance à pénétrer dans la plèvre, à cause de l'accolement des deux feuillets de la séreuse que le refoulement du diaphragme rend encore plus intime.

La hernie de l'intestin et de l'épiploon peut se produire au moment de l'ouverture du péritoine. Mais ceci ne constitue pas une complication ; c'est un fait prévu dans toute laparotomie.

Avantages de la résection du bord inférieur du thorax : C'est une opération facile, ne nécessitant pas d'instruments spéciaux. Elle seule permet d'agir sur les collections purulentes de la péri-hépatite. Dans les cas d'abcès ou de kystes hydatiques du foie, elle découvre la face convexe et permet de l'explorer dans toute son étendue, ce qui est impossible avec les autres méthodes. Elle n'exige pas les tractions dangereuses nécessitées par le procédé de Landau.

Après l'opération, la respiration n'est pas gênée. M. Lannelongue a pratiqué quatre résections du bord inférieur du thorax pour des péri-hépatites tuberculeuses ; une seule a été suivie de guérison. Ces résultats ne doivent pas étonner si l'on songe aux conditions défectueuses dans lesquelles la tuberculose place le chirurgien. Chez les trois malades morts, l'abcès sous-phrénique était accompagné d'un foyer tuberculeux intra-hépatique. Deux de ces sujets, opérés à la dernière extrémité ont succombé immédiatement, le troisième est mort de pleurésie 42 jours après l'opération.

CONCLUSIONS

I. — Il existe en avant une partie du bord inférieur du thorax qui n'est pas doublée à sa partie profonde par la plèvre pariétale.

II. — Cette partie, entièrement cartilagineuse, peut être réséquée sans blesser aucun organe important et sans ouvrir le cul-de-sac pleural.

III. — Cette opération a été conçue et exécutée par M. le professeur Lannelongue pour des péri-hépatites tuberculeuses. Elle comprend des indications plus étendues ; elle permet d'aborder les abcès et les kystes de la face convexe du foie et d'une façon générale tous les abcès sous-phréniques.

IV. — L'incision sera faite au bistouri, à deux centimètres au-dessus du rebord costal. Elle commencera à 3 cent. du sternum pour finir à l'union de la 10e côte et de son cartilage. Le rebord costal sera isolé et réséqué avec le costotome de Collin. La partie enlevée comprendra les 10e, 9e, 8e et quelquefois 7e cartilages costaux et les espaces correspondants. S'il s'agit d'un abcès péri-hépatique, celui-ci sera facilement abordé après la résection du rebord thoracique. Intervient-on pour un kyste hydatique, il faudra, après l'avoir découvert, le ponctionner, l'inciser et le suturer à la paroi. Pour les abcès du foie, on se conduira de la même façon, seulement ici la suture précédera l'ouverture large.

V. — Cette résection ne gêne pas la respiration. Elle permet d'explorer la face convexe du foie mieux que ne le font les incisions transpleurales.

———————

OBSERVATIONS

Obs. IV. — Dr CAUSSADE. — *Revue des maladies de l'enfance, 1888.* —
*Péritonite péri-hépatique tuberculeuse suppurée. — Perforation
du diaphragme. — Vomique. — Opération : Résection du bord
inférieur du thorax. — Guérison.*

Le 25 février dernier, nous recevions dans la salle Barrier le jeune Dubost,
Armand, âgé de 12 ans. Cet enfant était faible, très émacié, son teint était pâle
et terreux, son corps couvert de sueurs ; enfin des nausées et des vomissements presque incessants s'opposaient à toute alimentation sérieuse, déjà fort
compromise par l'existence d'une fièvre hectique.

Le malade se plaignait de douleurs vives au niveau du ventre, qui était
tendu, volumineux, et qui paraissait élargi surtout au niveau de l'hypochondre
droit.

L'examen de l'abdomen permettait de reconnaître immédiatement l'existence
d'une tuméfaction très apparente, du volume d'une grosse mandarine, au niveau
de la région hépatique, au-dessous des fausses côtes droites. Cette tuméfaction était assez douloureuse pour que l'exploration en fût difficile ; elle était
cependant nécessaire, et elle fut pratiquée en effet avec tous les ménagements
voulus.

On put reconnaître alors que la tumeur n'était pas isolée, mais qu'elle faisait
partie d'une masse considérable, dure, rénitente, sans souplesse ni élasticité,
qui s'étendait d'une part jusque dans la fosse iliaque droite, et qui de l'autre
occupait toute la région hépatique.

La percussion dénotait une matité plus ou moins absolue dans toute cette
masse, mais elle montrait en même temps que la douleur existait surtout au
niveau du foie, et, plus précisément encore, à l'endroit de la saillie sous-costale, tandis qu'elle était très peu accusée dans la fosse iliaque.

Évidemment, il s'agissait là d'une péritonite, mais quelle en était la cause
et le point de départ ? Pouvait-on supposer que le foie lui-même était atteint,
et qu'on avait affaire à un abcès intra-hépatique avec inflammation péritonéale
consécutive ? Fallait-il admettre au contraire que le péritoine seul était touché,

et qu'il s'agissait d'une péri-hépatique suppurée ? C'est le dernier diagnostic que M. Cadet de Gassicourt posa tout d'abord, sauf à rechercher plus tard la nature et l'évolution de cette péri-hépatite ; et il basa son opinion sur les considérations suivantes . les abcès intra-hépatiques, les hépatites suppurées primitives sont tellement rares dans nos climats que les auteurs en parlent à peine, et qu'aucun exemple de ce genre n'a été noté chez l'enfant. Il faudrait donc admettre ici l'existence d'un kyste hydatique suppuré, par exemple, lequel aurait provoqué une péritonite de voisinage. Or, dans cette hypothèse, comment expliquer l'existence d'une masse dure, étendue de la fosse iliaque droite jusqu'à la région du foie, et dont la tumeur sous-costale forme seulement une partie ? Si, au contraire, nous supposons que le malade a été atteint d'une péritonite très étendue à droite, constituant à la fois une péri-typhlite o une péri-hépatique, et que la partie supérieure de cette péritonite, c'est-à-dire la péri-hépatique a seule suppuré, nous nous expliquons parfaitement tous les phénomènes que nous avons sous les yeux.

Restait maintenant à déterminer la nature de cette péritonite et la marche qu'elle avait suivie. Pour sa nature, nous avions un renseignement précieux ; nous apprenions que le père avait succombé à une tuberculose pulmonaire, que de cinq autres enfants, quatre étaient morts, et que deux d'entre eux avaient certainement été atteints de tuberculose. Le diagnostic de péritonite tuberculeuse s'imposait.

Ces renseignements nous étaient fournis par le médecin qui avait soigné l'enfant dès le début de la maladie ; il y ajoutait les détails suivants, qui achevaient de nous éclairer sur l'évolution de cette péritonite. Nous apprenions de lui, en effet, que le jeune Dubost était tombé malade deux mois auparavant, et qu'à cette époque on avait constaté l'existence d'une typhlite et d'une péri-typhlite caractérisée par la douleur, la rénitence de la fosse iliaque droite, des frissons et de la fièvre. En même temps l'enfant souffrait d'épreintes et de ténesme anal, et rejetait par l'anus des matières glaireuses. Trois semaines plus tard, tous les symptômes s'amendaient peu à peu, puis disparaissaient, et au bout de six semaines, il n'en restait plus trace.

Mais ce calme était trompeur. Douze jours s'étaient à peine écoulés que de nouvelles douleurs apparaissaient dans la région hépatique, en même temps que la fièvre se rallumait ; puis fièvre et douleurs s'accroissaient rapidement, et le petit malade nous était enfin envoyé.

Ce récit était la confirmation du diagnostic porté dès le début. Les événements ultérieurs furent, comme on va le voir, la conséquence logique de ces prémisses pathologiques. Mais, avant de les raconter, résumons en quelques mots l'histoire de notre petit malade. Cet enfant, né d'un père tuberculeux, est pris brusquement d'une typhlite et d'une péri-typhlite qui dure six semaines. Après douze jours d'accalmie, des symptômes de péritonite qui s'aggravent, apparaissent à la région hépatique et le malade entre à l'hôpital. A ce moment on constate l'existence d'une péri-hépatite aiguë, probablement suppurée, entée sur une péritonite déjà ancienne et s'étendant à droite jusque dans la fosse iliaque. L'examen de la poitrine s'imposait ; on le pratique et on ne trouve rien d'anormal, si ce n'est quelques râles sous-crépitants moyens disséminés à la base droite, en arrière, dans la partie du poumon la plus rapprochée de la lésion péritonéale hépatique.

Tel était l'état des choses, lorsque M. Cadet de Gassicourt pria M. Lannelongue de venir voir le malade. Cette consultation avait un double but : d'abord discuter, confirmer et préciser le diagnostic, ensuite agiter la question du traitement et de l'intervention chirurgicale. Car déjà un fait semblable s'était offert à l'observation de ces messieurs, déjà dans ce cas l'opération avait été pratiquée, et, quoique le malade eût fini par succomber, les résultats avaient été assez encourageants pour que tous deux se proposassent de renouveler la tentative. Ajoutons que la partie médicale de ce cas avait été communiquée à la Société des hôpitaux par M. Cadet de Gassicourt, et la partie chirurgicale à l'Académie des sciences par M. professeur Lannelongue.

De la consultation ainsi provoquée résultait un parfait accord sur le diagnostic et sur la nécessité probable d'une intervention chirurgicale. Seulement, comme le petit malade était dans une phase de calme relatif, il parut sage de différer l'opération. Mais cette apparente sagesse, qui, au fond, n'était que de la timidité, faillit coûter cher au patient.

En effet, dans les deux jours qui suivirent, la tumeur sus-hépatique qui existait, lors de l'entrée, au-dessous des dernières côtes, augmenta brusquement de volume, et donna au palper la sensation d'une fluctuation obscure. M. Cadet de Gassicourt pensant à un abcès, y plongea un trocart explorateur ; le pus ne sortit pas. Il existait cependant, car, le surlendemain, il s'échappait spontanément par une autre voie.

Perforant le diaphragme et la plèvre, préalablement altérés, l'abcès se vidait par le poumon et produisait une vomique. En même temps, la tuméfaction sus-hépatique s'affaissait, la percussion permettait de reconnaître de la matité à la base de la poitrine à droite, l'auscultation, un souffle avec broncho-égophonie au même niveau. Évidemment, le trocart n'avait pas atteint l'abcès, qui était situé entre le foie et le diaphragme, et qui déjà avait commencé à se faire jour du côté du poumon.

Cette vomique, brusquement survenue, était-elle un fait regrettable ?

Tout d'abord, elle produisit une amélioration sensible dans l'état du malade; et la chose était d'autant plus facile à expliquer qu'une assez grande quantité de pus avait été ainsi expulsée. La fièvre tomba, le sommeil revint, l'appétit se réveilla, une détente se fit.

Pourtant nos appréhensions n'avaient pas disparu, car si, dès l'entrée à l'hôpital, l'existence d'une tuberculose semblait affirmée par les anamnestiques, elle l'était plus encore à ce moment. En effet, l'examen du pus de la vomique avait permis d'y reconnaître la présence du bacille de Koch en quantité notable. Et, chose plus grave, ce bacille faisait craindre qu'une partie du pus ainsi évacué ne vînt du poumon. Car on sait que le pus des abcès tuberculeux renferme rarement des bacilles, qui restent le plus souvent accolés aux parois de ces abcès. Avions-nous donc affaire à une tuberculose péritonéale, mais encore à une tuberculose pulmonaire avancée, et le pus sus-hépatique, en pénétrant dans le poumon, aurait-il rencontré sur sa route une caverne dont il aurait entraîné avec lui le contenu ? On comprend que ces idées n'avaient que la valeur d'une hypothèse ; elles étaient néanmoins singulièrement troublantes. Et comme, d'autre part, l'état du malade paraissait meilleur, l'opinion de MM. Lannelongue et Cadet de Gassicourt fut d'attendre, en surveillant avec attention les phénomènes.

Cette attente ne fut pas de longue durée. Quatre jours s'étaient à peine écoulés, que le rejet du pus par la bouche s'arrêtait, que les douleurs reparaissaient au niveau du foie, que la région sous-costale droite se tuméfiait de nouveau, que la fièvre se rallumait, que le malade retombait dans l'affaiblissement et la prostration, qu'enfin l'enfant était dans une situation pire que celle qui avait précédé la vomique, et que tout espoir de le sauver par les moyens médicaux semblait perdu. L'opération fut résolue et pratiquée le 8 mars. M. le professeur Lannelongue en a fait l'objet d'une communication récente au dernier congrès de chirurgie, mais comme elle n'a pas été publiée in extenso, et que d'autre part, elle fait corps avec l'observation précédente, nous allons en décrire les principaux traits, nous nous aiderons dans cette partie de notre travail, des notes que nous ont remises nos collègues MM. Lyot et Canniot.

Opération pratiquée par le professeur Lannelongue. — Pour pouvoir suivre les détails du manuel opératoire, il nous paraît indispensable d'en bien comprendre le but et l'idée directrice. Or le but est de tranformer un abcès profond en abcès superficiel, de permettre un grattage facile de toute la paroi de l'abcès, et un pansement à ciel ouvert. Pour l'atteindre, il faut donc, non seulement ouvrir largement l'abcès, mais encore en enlever la paroi antérieure presque toute entière. Or, comme celle-ci est formée en partie par les dernières côtes, on ne doit pas hésiter à les réséquer dans une étendue variable selon la grandeur de la poche purulente elle-même.

Voici maintenant comment M. Lannelongue a procédé :

Il a d'abord fait une incision horizontale au niveau du 7e espace intercostal, à un endroit où des fongosités s'étaient développées à la suite de la ponction exploratrice dont nous avons parlé plus haut. Puis il a pénétré avec un gros trocart jusque dans la poche de l'abcès sus-hépatique, et, après avoir évacué le pus, il a agrandi la ponction avec le bistouri, exactement comme s'il s'était agi d'une opération d'empyème ; seulement il entrait ainsi, non dans la poitrine, mais dans l'abdomen entre le foie et le diaphragme. Introduisant alors le doigt à travers l'incision dans la cavité de la collection purulente, il constatait que la paroi de l'abcès adhérait en bas au bord inférieur des côtes. Cette constatation faite, il retirait le doigt ; immédiatement on entendait une sorte de sifflement, de gargouillement très marqué, semblable à celui que l'on perçoit après l'opération de l'empyème quand la plèvre a été vidée, et qui est dû, dans les deux cas, à l'entrée et à la sortie successive de l'air dans les mouvements d'inspiration et d'expiration.

Poursuivant alors son opération, M. Lannelongue pratiqua avec le thermo-cautère une incision de 10 cent. de longueur le long du bord inférieur du thorax pour atteindre la limite inférieure de l'abcès ; puis il rejoignit, par une incision perpendiculaire et médiane, l'incision inférieure et l'incision supérieure faite antérieurement, il disséqua les lambeaux et les renversa de chaque côté comme les battants d'une porte. Arrivé ainsi sur les côtes, il réséqua une par-, tie du thorax, de manière à enlever toute la paroi antérieure de l'abcès tuber-culeux sus-hépatique. On put alors se rendre un compte exact de l'étendue du siège, de la nature des lésions, et l'on reconnut que le diagnostic porté était parfaitement exact ; il s'agissait bien d'une péri et d'un sus-hépatique suppurées : le foie était tout à fait indemne et l'état caséeux du pus écoulé, ainsi que l'aspect de la paroi kystique ne pouvaient laisser de doute sur la nature tuberculeuse de l'affection. Enfin, il eut été peut-être imprudent de rechercher l'ouverture diaphragmatique et pulmonaire par laquelle la vomique s'était fait jour au dehors, mais la nature se chargeait elle-même d'apporter une dernière preuve de l'exactitude du diagnostic ; au cours de l'opération, le pus cessait tout à coup de s'échapper de la plaie béante, et une vomique se produisait, qui ne laissait pas que de causer quelque inquiétude et quelque embarras.

Tous les détails de la lésion étant ainsi solidement établis, la satisfaction de

— 41 —

l'opérateur était complète ; il avait transformé une poche profonde, anfractueuse inaccessible à la main, en une plaie superficielle, presque de niveau avec la paroi abdominale, d'un accès et d'un pansement faciles. Aussi, cette plaie se comblait-elle rapidement en deux mois à peine et ne demandait-elle que quelques cautérisations au perchlorure de fer et à la teinture d'iode pour arriver à une cicatrisation complète.

Cependant, et tandis que la péritonite suppurée marchait d'un pas régulier vers la guérison, les signes stéthoscopiques persistaient encore ; souffle d'apparence cavitaire à la base du poumon droit, râles fins, tantôt secs, tantôt humides, disséminés dans les deux poumons. Mais, heureusement, ces symptômes s'amendaient aussi, et un mois après l'opération la respiration s'entendait absolument pure dans toute la hauteur des deux poumons.

Enfin, et malgré quelques douleurs péritonéales apparues dans les derniers jours de mai et presque aussitôt disparues, le malade quittait l'hôpital complétement guéri le 4 juin, pour aller en convalescence à la Roche.

La portion enlevée était triangulaire et comprenait une minime partie du 7e, puis les 8e, 9e, 10e cartilages costaux et les espaces correspondants. Le bord inférieur du triangle mesurait 8 cent. et les deux autres 5 cent. 1/2.

Après l'opération, la communication de l'abcès avec les bronches s'est oblitérée rapidement. En effet, le 16 mars, l'air cessait de s'échapper par la plaie et la fistule était complétement fermée.

Signalons également qu'au moment où l'enfant a quitté l'hôpital, la respiration était facile, nullement gênée par la résection du rebord du thorax.

La cicatrice était petite, non douloureuse.

OBS. V. — *Péritonite sus-hépatique suppurée prise pour une collection purulente du foie. Incision. Guérison temporaire. Fistule consécutive. Résection du bord inférieur du thorax. Mort de pleurésie 42 jours après l'opération. Observation publiée par M. CADET DE GASSICOURT dans les bulletins de la Soc. méd. des hôpitaux, 1886, et par M. le professeur LANNELONGUE, Académie des sciences, 31 mai 1887.*

Au commencement du mois de mars de cette année, le jeune D..., garçon de 13 ans, s'était enfui de la maison paternelle. Il avait rôdé pendant près de 6 semaines sur les fortifications, couchant en plein air, mendiant pour vivre, mangeant Dieu sait comme, souffrant de la faim et du froid. Le 23 avril, il était ramené chez son père par sa tante qui le rencontrait errant rue de Rivoli.

Depuis cette époque, il souffrait du côté droit du thorax, il toussait, il avait des sueurs nocturnes. Il nous fut amené le 22 mai. Dès son entrée, je fus frappé de sa pâleur, de sa maigreur qui étaient extrêmes et de la saillie énorme que faisaient des deux côtés les ganglions sous-maxillaires, durs, non suppurés, roulant sous le doigt. Le seul aspect du malade faisait reconnaître la scrofule, confirmée encore par les cicatrices saillantes qui existaient sous le menton. Et quand l'examen de la poitrine m'eût permis de constater l'existence, dans la fosse sous-épineuse et dans l'aisselle droite, d'une matité très nette accompagnée de râles nombreux et d'une respiration soufflante, je n'hésitais pas à porter le diagnostic de scrofule et de broncho-pneumonie très probablement tuberculeuse.

Les jours suivants les symptômes s'accusèrent et il n'y eut plus aucun doute sur la broncho-pneumonie. Quelque temps après, un léger épanchement se montra à la base droite, et persiste environ trois semaines.

Vous voyez que jusqu'ici le diagnostic était aussi fermement établi qu'il était simple, nous arrivons ainsi jusqu'au 14 juin. C'est à partir de ce moment que commencent les hésitations et les difficultés.

Le matin de ce jour, en effet, mon interne M. Laffitte, me signale sous les fausses côte droites, dans la région hépatique, une tumeur saillante, de 6 cent. de diamètre, rénitente, obscurément fluctuante, très douloureuse au toucher, la douleur se prolonge sous le rebord des fausses côtes.

A quel organe appartenait cette tumeur ? Était-elle récente ? Notez que la tumeur siégeait à droite, au niveau de la partie interne du lobe droit du foie. La palpation permettait de reconnaître qu'elle faisait corps pour ainsi dire avec la glande hépatique, dont le bord inférieur abaissé, était parfaitement percep- tible. De plus, toute la région était légèrement saillante, mais je ferai remarquer que l'ampliation de l'hypochondre n'est pas un fait constant dans les tumeurs liquides du foie, car elle se mesure exactement sur le volume de la tumeur qui est lui-même essentiellement variable. Je pesai toutes ces raisons, je les trouvai convaincantes, et je me décidai pour une tumeur appartenant au foie. La palpation ne permettait pas de douter que cette tumeur ne fût liquide ; une ponction exploratrice faite avec la seringue de Pravaz me montra que le contenu en était purulent.

Je me trouvais donc en présence d'une poche pleine de pus, dont le siège me paraissait être la glande hépatique. Deux hypothèses s'offraient à moi ; avais-je affaire à un abcès scrofulo-tuberculeux ou à un kyste hydatique sup- puré développé chez un tuberculeux ? Du moment que l'erreur de siège avait été commise, un diagnostic certain n'était plus possible. Je fis une ponction le

18 juin avec l'appareil Potain et je tirai 200 grammes d'un pus crémeux, bien lié, sans aucune odeur; mais l'examen microscopique ne m'y fit reconnaître pas plus qu'à mon interne M. Laffitte, ni crochets, ni bacilles.

Je restai donc dans le doute, et je formulai ainsi le diagnostic : abcès scrofulo-tuberculeux ou kyste hydatique suppuré du foie; et comme, d'autre part, j'avais constaté dès le premier jour l'existence d'une douleur très vive et récente sous le rebord des fausses côtes droites, j'ajoutai à ce diagnostic celui de péritonite locale.

Quoi qu'il en soit, la constatation de la péritonite et la certitude qu'elle me donnait d'adhérences déjà formées entre le foie et la paroi abdominale m'autorisaient à faire sept jours après, une deuxième ponction aspiratrice, qui donnait issue à 220 gr. de pus, et 5 jours plus tard, le 1er juillet, une troisième ponction avec un plus gros trocart, suivie de l'introduction d'une sonde à demeure. Des lavages étaient faits régulièrement avec de l'eau phéniquée au 100e.

A partir de ce moment, l'état général se modifia de la manière la plus heureuse. Cependant l'écoulement du pus persistait. En octobre, après mes vacances, je retrouvai mon malade avec des adénites à peine appréciables, une respiration pure dans toute l'étendue des deux poumons, mais conservant toujours une fistule, d'où s'écoulait chaque jour une certaine quantité de pus. De plus, la fièvre s'était rallumée, et la température montait à près de 40°.

Il fallait en finir. Le 12 octobre, je fis appeler M. Prengrueber qui suppléait M. Lannelongue, et il fut convenu qu'on procéderait à une opération plus radicale.

Opération. — Chloroforme. Incision au thermocautère parallèlement aux fausses côtes droites, au niveau de la poche elle-même, sur une longueur de 8 centim. environ. On tombe alors dans une cavité peu profonde qui se prolonge dans une arrière-cavité plus étendue, située sous les fausses côtes. Le doigt y pénètre avec facilité. La poche siège en dehors du foie, en avant et au-dessous de lui, entre sa face convexe et le diaphragme. L'opération réussit à souhait. Un mois après, le 15 novembre, le malade restait dans ma salle, sans suppuration, sans trajet fistuleux, avec une plaie bourgeonnante du plus bel aspect. Au commencement de décembre, la cicatrisation était parfaite.

La guérison ne s'est pas maintenue; le petit malade est revenu dans le service de M. Cadet, avec une fistule donnant une abondante suppuration, et c'est dans ces conditions que le malade a été confié le 14 avril 1887 à M. le professeur Lannelongue, qui a communiqué à l'Académie des sciences la suite de l'observation.

La fistule siégeait sous le rebord costal droit à 7 ou 8 cent. de la ligne médiane ; un stylet introduit dans cette fistule pénétrait dans un large trajet à une profondeur de plus de 8 cent. ; en dedans, le stylet cheminait jusqu'au niveau du sternum ; en dehors, on pouvait incliner son extrémité jusqu'à donner à l'instrument une direction horizontale ; il y avait donc là, une cavité très spacieuse comprise dans la concavité du diaphragme. L'état général de l'enfant s'était aggravé au point de devenir alarmant, la température oscillait entre 39 et 40 degrés. Dans ces conditions, la résection du bord inférieur du thorax pouvait seule permettre de faire disparaître le vide existant entre la paroi costale rigide et le foie mobile. Cette opération fut faite le 17 mai. Après avoir agrandi l'orifice de la fistule par une incision horizontale faite au thermocautère, je pus explorer avec le doigt toute la cavité ; en dedans, elle allait jusqu'au sternum, au dehors jusqu'à la 10e côte ; en haut jusqu'à la 5e ; en bas et en arrière elle était limitée par le foie recouvert de fausses membranes assez résistantes. Je taillai un lambeau quadrilatère que je disséquai et relevai vers la partie supérieure ; j'enlevai le cartilage de fusion des dernières côtes, ainsi que les 9e, 8e et 7e arcs costaux dans une étendue de 6 à 8 centimètres. Par ce moyen, l'affaissement de la cavité se produisit immédiatement, il n'y avait plus qu'à déterger l'abcès de sa paroi tuberculeuse, ce qui fut soigneusement fait.

Depuis l'opération, la cavité sus-hépatique est entièrement comblée, le sujet reprend des forces chaque jour ; le 31 mai, il ne reste plus qu'une plaie superficielle.

Le 28 juin 1890, l'enfant succombe à une pleurésie.

Autopsie. — A l'ouverture de la cavité abdominale, on ne trouve nullement de péritonite quand on arrive dans la région de la vésicule biliaire, on trouve quelques adhérences à partir du bord antérieur du foie et sur la face convexe du lobe droit ; les adhérences paraissent en rapport avec l'opération,

Le bord antérieur du foie adhère intimement avec le grand épiploon ; la vésicule biliaire y est également fixée, ainsi qu'au duodénum. Inférieurement les adhérences vont jusqu'à l'extrémité inférieure du rein.

Entre la face convexe du foie et le diaphragme, tout à fait en arrière, on trouve un trajet fistuleux de 7 à 8 centimètres de longeur avec du pus mélangé à des détritus de toutes sortes.

La face présente en avant, au niveau de son bord antérieur, une cavité de deux centimètre environ remplie de matière caséeuse ramollie, et, en plus, sur la face convexe, une infiltration caséeuse jaunâtre étendue à la plus grande partie du lobe droit.

Les ganglions abdominaux voisins du hile du foie présentent à leur surface de petit îlots de granulations tuberculeuses, d'autres présentent à la coupe les mêmes granulations

A l'ouverture de la cavité thoracique, on trouve du côté gauche la cavité pleurale normale. A droite, il existe des adhérences de haut en bas entre les deux feuillets de la plèvre. La base du poumon est fixée au diaphragme. Les adhérences sont infiltrées d'une sérosité citrine ; elles paraissent récentes.

Le poumon gauche est sain, non tuberculeux. Le droit est congestionné au niveau de sa base.

Ons. VI. — Prof. Lannelongue. *Congrès de la tuberculose, 1888. Périhépatite consécutive à un abcès tuberculeux du lobe gauche du foie. Résection du bord inférieur gauche du thorax. Ouverture de l'abcès hépatique. Mort. Autopsie : Péritonite tuberculeuse et pleurésie avec épanchement.*

Suzanne M..., 2 ans, entre le 23 mai 1888 dans mon service, salle Giraldès. La mère de cette petite fille raconte qu'elle a commencé il y a deux mois à maigrir et à perdre l'appétit. Il y a huit jours, elle a remarqué à l'épigastre l'existence d'une petite grosseur ; celle-ci avait alors le volume d'une noix et a augmenté peu à peu.

Actuellement, la petite malade est pâle, très amaigrie. La tumeur est du volume d'une mandarine : elle est située sur la ligne médiane, mais s'étend beaucoup plus à gauche qu'à droite. Elle siège immédiatement au-dessous du rebord des fausses côtes. Étalée à sa base, rouge et tendue à son point culminant, elle est partout fluctuante. Le rebord des fausses côtes gauches est déjeté en dehors; il n'y a pas de ballonnement de l'abdomen.

Lorsque la petite fille crie, on sent manifestement une augmentation de tension de la poche correspondant à l'effort respiratoire ; on la réduit légèrement pendant l'inspiration.

L'auscultation montre que la respiration est normale en avant comme en arrière. Les bruits du cœur sont réguliers.

Le 26 mai. Opération. — Une incision de 5 cent., obliquement dirigée en bas et à gauche, est faite en pleine tumeur. Il s'écoule environ 50 grammes de liquide puriforme, assez bien lié. On voit alors une cavité du volume d'une mandarine, s'étendant sous les fausses côtes. A chaque mouvement respiratoire, on observe au-dessus du rebord costal le va-et-vient du pus et de l'air.

L'incision première est alors prolongée à gauche de 4 cent. le long du bord costal ; celui-ci est mis à découvert par sa surface externe et réséqué. Une partie des attaches du diaphragme est enlevée en même temps sans que le muscle se rétracte. On voit alors partout le fond de la cavité tapissée par une membrane tuberculeuse ; elle est profonde d'environ 4 à 5 cent. Elle a une paroi supérieure formée par le diaphragme, et une paroi profonde qui, en bas, commence à la paroi abdominale où elle se continue avec la surface de section du muscle grand droit et qui devient en haut de plus en plus profonde pour aller rejoindre l'extrémité la plus reculée de la paroi supérieure.

En un mot, elle a la direction oblique de la face supérieure du lobe gauche du foie, et d'ailleurs on sent à la palpation qu'on a bien sous le doigt cet organe, reconnaissable à la fermeté spéciale. Toute la paroi est grattée avec la curette, explorée avec la sonde cannelée, et nulle part il ne semble exister d'orifice ni de diverticule intra-hépatique. J'exerçai ensuite avec le doigt des pressions sur le foie, et alors nous vîmes sourdre du pus de la paroi profonde par un orifice ; bientôt un second orifice apparut à 3 cent. en dedans du premier : l'un et l'autre conduisent en plein foie, dans une cavité. Celle-ci est ouverte au thermocautère et grattée avec la curette ; elle est du volume d'une petite noix, et séparée de la surface par une épaisseur de tissu hépatique d'un cent., dont on reconnaît facilement la surface de section.

Le quatrième jour de l'opération, nous constatons les signes d'une pleurésie avec épanchement et l'enfant succombait très rapidement. La résection avait porté sur les 8e, 9e, 10e cartilages costaux.

A l'autopsie, on trouve un semis de granulations tuberculeuses miliaires, à la surface du péritoine pariétal, de la rate, de la face inférieure du foie. Le lobe gauche du foie se confond avec la face profonde de l'abcès sus-hépatique, une sonde cannelée introduite dans la plaie hépatique pénètre dans le lobe gauche et vient faire saillie à la face inférieure. L'abcès occupait donc toute l'épaisseur du lobe gauche du foie. Le reste de l'organe n'est pas très volumineux et ne présente pas de tubercules à la coupe.

La plèvre gauche renferme un épanchement fibrineux. Plusieurs tubercules caséeux existent dans le poumon correspondant.

Obs. VII.— Professeur LANNELONGUE. *Congrès de la tuberculose, 1887. — Périhépatite tuberculeuse du bord inférieur droit du thorax. Mort. Autopsie : deux volumineux abcès tuberculeux du lobe droit du foie.*

Une fillette de 4 ans, Marie L...., entre le 30 avril 1888, dans le service de mon collègue et ami Cadet de Gassicourt. Trois mois avant son arrivée à l'hôpital, cette petite fille, dont la santé avait été assez bonne jusque-là, se mit à maigrir, tousser et perdre l'appétit ; elle avait des frissons et de la fièvre ; des vomissements continuels empêchaient l'alimentation et l'état général était devenu fort grave.

Le ventre est volumineux, tendu, la peau parcourue par un fin lacis veineux. Au niveau de l'épigastre, un peu à droite de la ligne médiane, existe une tumeur saillante, arrondie, de la grosseur d'une orange ; elle est modérément tendue, douloureuse à la pression, et mate à la percussion. La matité se confond avec celle du foie qui est manifestement augmenté de volume et descend à trois ou quatre doigts au-dessous des fausses côtes.

Cet ensemble de signes nous fit conclure, M. Cadet et moi, à l'existence d'un abcès tuberculeux sus-hépatique, et malgré l'état vraiment désespéré de l'enfant, je me résolus à l'opérer.

Opération, le 9 mai. — Résection du bord inférieur droit du thorax. L'abcès incisé dans une certaine étendue, le doigt pénètre profondément sous les fausses côtes droites, jusque vers la ligne axillaire en dehors. La face profonde du foyer repose sur le foie. La membrane tuberculogène est détruite par le grattage et l'abcès est complètement évacué après résection du bord inférieur du thorax. La résection a porté sur les 8e, 9e et 10e cartilages costaux. Le foie est volumineux et proémine à travers l'ouverture qui résulte de l'opération. Néanmoins, comme je ne trouve aucun diverticule conduisant dans le foie, je ne pense pas à la possibilité d'un abcès intra-hépatique.

L'opération faite dans d'aussi déplorables conditions fut suivie d'un insuccès prévu ; l'enfant succomba le lendemain dans la soirée.

Autopsie. — Le cul-de-sac pleural s'arrête à un centimètre au-dessus du niveau de section.

Le foie, très volumineux, descend jusqu'à cinq travers de doigt au-dessous du bord réséqué du thorax, c'est-à-dire qu'il occupe exactement tout le plan postérieur de la cavité de l'abcès. Au niveau du ligament suspenseur, des adhérences anciennes confondent intimement le foie, la paroi abdominale et la face inférieure du diaphragme.

La face supérieure du foie présente à l'extérieur deux bosselures grisâtres, dont la plus volumineuse répond dans presque toute son étendue à la face profonde de l'abcès ouvert, au niveau même de la portion réséquée du bord inférieur du thorax. L'incision montre que ces bosselures représentent le relief, à la surface du foie, de deux énormes abcès intra-hépatiques dont l'un est divisé en deux compartiments par une cloison à peu près complète, de telle sorte qu'il y a en réalité trois cavités, ainsi que le montre la figure ci-jointe.

Ces cavités sont remplies d'un pus verdâtre, en partie caséeux.

Les ganglions du hile du foie et les ganglions duodénaux sont gros chacun comme une noix et forment des masses volumineuses ; plusieurs sont entièrement suppurés ou caséeux.

L'estomac est très dilaté.

Le poumon gauche est très emphysémateux. Au sommet du poumon droit, on trouve deux petits tubercules caséeux.

IMPRIMERIE LEMALE ET Cⁱᵉ, HAVRE

www.ingramcontent.com/pod-product-compliance
Ingram Content Group UK Ltd.
Pitfield, Milton Keynes, MK11 3LW, UK
UKHW021711130726
13696UKWH00004B/1750